CONTRIBUTION A L'ÉTUDE

DE

LA MÔLE HYDATIFORME

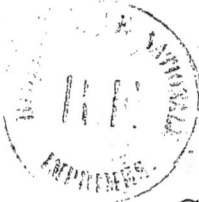

PAR

S. ROUBAUDI

DOCTEUR EN MÉDECINE

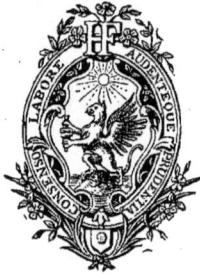

MONTPELLIER
IMPRIMERIE CENTRALE DU MIDI
(HAMELIN FRÈRES)
—
1901

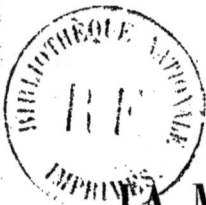

CONTRIBUTION A L'ÉTUDE

DE

LA MÔLE HYDATIFORME

CONTRIBUTION A L'ÉTUDE

DE

LA MÔLE HYDATIFORME

PAR

S. ROUBAUDI

DOCTEUR EN MÉDECINE

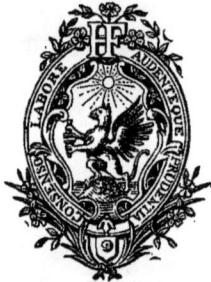

MONTPELLIER
IMPRIMERIE CENTRALE DU MIDI
(HAMELIN FRÈRES)
—
1901

A MON PÈRE ET A MA MÈRE

A MA FEMME

A MON FRÈRE

S ROUBAUDI.

A MONSIEUR LE DOCTEUR BALP

A MONSIEUR LE PROFESSEUR TRUC

A MON PRÉSIDENT DE THÈSE

MONSIEUR LE PROFESSEUR ESIOR

A MES MAITRES

A MES AMIS

S. ROUBAUDI.

AVANT-PROPOS

Avant de terminer nos études médicales, qu'il nous soit permis d'exprimer notre reconnaissance à tous nos Maîtres de la Faculté de Montpellier.

Mais, avant tout, notre premier devoir est de remercier M. le docteur Balp (de Draguignan). Nous ne saurions oublier que c'est sur ses conseils, qu'il nous a prodigués avec une si affectueuse insistance, que nous sommes venu à Montpellier compléter notre instruction médicale, et que ses encouragements nous ont donné la force nécessaire pour mener à bien notre tâche.

A notre arrivée à la Faculté, nous avons été accueilli par M. le professeur Truc avec une extrême bonté. Au milieu de ses occupations multiples, il ne nous a pas ménagé ses conseils, nous a sans cesse témoigné une particulière bienveillance; nous sommes très sensible aux preuves d'estime qu'il nous a données, nous lui en exprimons ici notre vive gratitude.

M. le professeur Estor a bien voulu nous faire l'honneur d'accepter la présidence de cette thèse. Que ce Maître

dévoué veuille bien agréer l'expression de nos remercie-
ments bien sincères.

M. le professeur agrégé Puech a été l'inspirateur de ce
travail, c'est grâce à son obligeance que nous avons pu
grouper quelques observations inédites, qu'il veuille bien
nous permettre de l'assurer ici de notre entier dévouement.

CONTRIBUTION A L'ÉTUDE

D :

LA MÔLE HYDATIFORME

Qu'est-ce que la môle vésiculaire ?

DÉFINITION

De tout temps, les médecins ont été frappés de l'expulsion, au cours de la grossesse, de masses charnues, à demi molles, pathologiques, sans rapport aucun avec le produit normal de la conception.

Longtemps, la diversité de ces produits dissemblables déconcerta toute classification précise : myomes, polypes, débris placentaires expulsés furent appelés môles, qu'on qualifiait suivant les cas de charnues, aqueuses, vraies, ou fausses. Peu à peu, cette désignation ne s'appliqua qu'au développement de masses vésiculaires intra-utérines, à la suite d'une maladie d'une des membranes de l'œuf, le chorion.

Mme Boivin, Velpeau, Desormeaux, Ch. Robin, ont peu à peu délimité la question si mal définie et si discutée, et tout le monde se rallie aujourd'hui aux conclusions de Virchow, admises par Cornil et Ranvier : « La môle vésiculaire est une maladie de » l'œuf, due à la dégénérescence kystique des villosités cho » riales résultant d'une hypertrophie du tissu muqueux. » C'est le myxome du placenta.

ANATOMIE PATHOLOGIQUE

Après son expulsion, sous quel aspect se présente la môle ?

C'est une masse charnue, de couleur rougeâtre, ovoïde, de consistance molle. Son volume varie suivant qu'elle est expulsée entière (il atteint alors les dimensions d'une tête de fœtus) ou par morceaux.

Cette tumeur, dépouillée sous un filet d'eau des caillots qui la recouvrent, est formée d'un amas de petits kystes ovoïdes : ce sont les *vésicules* réunies par grappes et fixées à des *pédicules* d'épaisseur et de longueur variables. Ceux-ci les rattachent les unes aux autres (ce sont les pédicules de *suspension*), en les fixant à la face profonde du chorion, et portent alors le nom de pédicules d'*implantation*. Ces vésicules sont tantôt à nu, tantôt entourées d'une membrane d'enveloppe rougeâtre, la *caduque*. Rarement, cette membrane se détache tout entière de l'utérus pour entourer la môle. Le plus souvent, elle est fort mince par endroits, et présente à d'autres des solutions de continuité plus ou moins étendues, à travers lesquelles on peut voir faire saillie des groupes de vésicules. Celles-ci, nées en divers points sur les pédicules, offrent une grande variété dans leurs dimensions, leur forme, leurs rapports, leur coloration. Il en est du volume d'une tête d'épingle, d'autres atteignent la grosseur d'un œuf de poule, la plupart sont comme des grains de raisins, ovoïdes ou allongées, fusiformes, triangulaires ou étoilées, suivant leurs rapports réciproques ; elles forment parfois des grappes séparées les unes des autres ; d'autres fois, vésicules et pédicules forment un fouillis inextricable. Leur coloration est jaunâtre ou rosée. A la coupe, elles se montrent formées par une paroi distendue par du liquide. Pour les uns, cette paroi serait exclusivement formée de cellules épithéliales cylindriques ; pour d'autres, Virchow en particulier, on trouverait deux couches, l'une externe épithéliale, l'autre interne, constituée par du tissu muqueux finement granuleux.

Le liquide, clair ou rosé, est particulièrement riche en mucine et en albumine. Il contient, en outre, des éléments figurés ; ce sont deux espèces de cellules bien distinctes : les unes sphériques, pâles, à noyaux sphériques ; les autres polygonales, appartenant à l'épithélium pavimenteux, à contours nets et foncés, à noyau ovoïde, à protoplasme granuleux.

Si l'on incise la masse molaire, on peut avoir deux coupes bien différentes. Dans un premier cas, vésicules et pédicules forment un fouillis inextricable, difficile à dissocier. C'est la *môle pleine*. Dans un deuxième cas, que la présence de la caduque faisait prévoir, l'incision montre au centre de la tumeur une poche blanchâtre qui n'est autre que l'amnios. Cette poche amniotique peut encore contenir un fœtus plus ou moins développé, c'est la *môle embryonnée*. On rencontre surtout cette variété dans les cas où la dégénérescence des villosités choriales n'est que partielle ; ou bien, on ne trouve plus trace dans la poche amniotique d'embyon ni de cordon ; ils ont été résorbés et remplacés par un liquide gélatineux et lactescent. C'est la *môle vésiculaire creuse*.

Il résulte de cet examen que, sauf de très rares exceptions, la dégénérescence des villosités choriales qui aboutit à la formation de la môle, supprimant tout échange nutritif entre la mère et l'embryon, entraîne un arrêt de développement de

celui-ci, qui ne tarde pas à se dissoudre et à être résorbé.
Mais que se passe-t-il à la périphérie de la môle, à mesure
qu'elle se développe ? Elle reste pendant quelque temps contenue dans la caduque, et nous avons vu que caduque et môle
peuvent être assez intimement unies pour être expulsées ensemble l'une dans l'autre. Mais bien souvent le développement de la môle fait des progrès si rapides qu'elle rompt
la caduque qui l'enveloppe, et se trouve alors en rapport
immédiat avec la paroi musculaire de l'utérus, qu'elle finira
par pénétrer. Au développement môlaire intra-utérin succède
le développement interstitiel dont Volkmann rapporte un
cas bien connu. Toute la môle était logée dans l'épaisseur
du muscle utérin. Arrivés à ce niveau, les éléments de la
môle peuvent dissocier les fibres musculaires de l'utérus, les
pénétrer en tous sens, c'est la môle disséquante dont Pelvet,
Volkmann, Waldeyer rapportent des cas précis. D'autres
fois, les éléments môlaires pénètrent les sinus utérins, les
vaisseaux des bords latéraux de l'utérus, occupant tout à fait
la place du tissu embryonnaire du déciduome malin ou sarcome chorio-cellulaire. Enfin, on a vu des cas dans lesquels le
développement centrifuge de la môle avait mis la tumeur en
présence du péritoine qui a été perforé et dans lesquels une
môle d'abord intra-utérine, puis interstitielle, avait enfin subi
un développement intra-péritonéal dont on entrevoit les conséquences cliniques. Il en fut ainsi dans un cas de Wilbon
(1840), rapporté par Oui.

« Une femme, au début d'une grossesse, a une hémorragie
abondante qui se reproduit à plusieurs reprises. Elle croit
avoir fait un avortement incomplet. Douleurs, pesanteurs
dans le bas-ventre, tumeur dans la région iliaque gauche.
Elle succombe au milieu des signes d'une hémorragie interne. A l'autopsie, on trouve trois litres et demi de sang
liquide dans la cavité péritonéale. Un peu à gauche, au ni-

veau du détroit supérieur du bassin, existe une grosse
tumeur arrondie. C'est l'utérus qui présente en haut et en
arrière un orifice obstrué par un caillot qu'on enlève ; une
pression douce, tout autour de l'ouverture, donne issue à
une grappe de vésicules hydatiques. A la coupe passant par
cet orifice, on tombe sur une paroi utérine, amincie par place,
et sur laquelle s'implantait une masse considérable d'hyda-
tides intra-utérines.

Cette perforation de la paroi utérine par les villosités se
rencontre dans une observation analogue, rapportée par
Pelvet (Société anatomique, 1863) :

« Métrorragies abondantes chez une femme enceinte de
deux mois, vomissements, douleurs au bas-ventre. Développement d'une tumeur utérine, molle, qui s'élève jusqu'à
l'ombilic. Expulsion de caillots et d'une grappe de vésicules.
Mort. A l'autopsie, l'utérus est trouvé rempli d'une masse
hydatiforme, à vésicules fixées par leur extrémité dans la
profondeur du tissu utérin et arrivant jusque sous le péritoine,
pénétré même par place.

Dans ces derniers cas, dans l'observation de Wilbon surtout, l'évolution de la môle présente les trois étapes successives : étape intra-utérine, la première, la seule le plus souvent, étape interstitielle, et enfin la troisième dans laquelle
la masse occupe la cavité utérine, l'épaisseur de la paroi,
fait saillie sous le péritoine qu'elle perfore, c'est l'étape
inter-utéro-péritonéale, c'est là l'évolution de la masse vésiculaire proprement dite. Pour être complet, disons que
quelquefois, avant même l'expulsion de la môle hors de l'utérus, on a vu, et Neumann en particulier en cite un cas, se
développer un déciduome malin. Une môle hydatiforme,
observée par Marchesi, avait poussé de profondes racines à
travers la muqueuse utérine dans le tissu musculaire. Avant
l'expulsion de la môle, les villosités nées dans l'épaisseur du

muscle présentèrent au niveau de tous leurs éléments une prolification maligne atypique, créant la môle obstruante qui est comme un état précoce du chorio-épithélioma. De plus, la tumeur peut donner des métastases, ou bien ce sont de simples bouchons épithéliaux néoformés qui vont envahir précisément les gros vaisseaux des bords de l'utérus, ou les sinus utérins. Ou bien des villosités entières qui vont reproduire ailleurs des vésicules molaires.

Schauta a eu l'occasion d'observer dans sa clinique une môle qui, au milieu de son évolution intra-utérine, a produit des accidents absolument analogues à ceux du déciduome malin, et que l'on a continué de voir se développer un temps plus ou moins long après l'expulsion môlaire.

Voici cette intéressante observation : une femme primipare entre à la clinique en novembre 1895, enceinte de cinq mois, se plaignant de métrorragies de plus en plus abondantes. A l'examen, on trouve dans le vagin de petits noyaux durs, du volume d'une lentille, d'une coloration bleu foncé, ressemblant à de petites tumeurs variqueuses. On porte le diagnostic de dilatations variqueuses vaginales et on leur attribue les métrorragies. Celles-ci continuant, Schauta fait un tamponnement utérin qui amène bientôt l'expulsion d'une môle hydatiforme. On excise alors la petite tumeur vaginale, et l'examen histologique démontre qu'il s'agit là d'une métastase, contenant les éléments cellulaires qu'on rencontre dans le déciduome. La môle elle-même renfermait des éléments analogues. Il est donc démontré, par cette curieuse observation, que la môle hydatiforme encore contenue dans l'utérus peut donner lieu à des métastases, soit directement, soit par l'intermédiaire d'un déciduome développé en même temps.

HISTOLOGIE

Nous savons que normalement, vers le troisième mois, le chorion, qui jusqu'alors avait présenté une surface externe complètement hérissée de prolongements vasculaires (placenta
diffus), présente l'atrophie d'un grand nombre de ces bourgeons, dont la disparition va amener l'aspect lisse du chorion,
en cette région. Mais, en revanche, sur le reste de la surface
choriale, les villosités non atrophiées vont prendre un développement considérable, envoyer des bourgeons arborescents
dans l'épaisseur même de la muqueuse utérine, les bourgeons
latéraux se fixant dans les couches superficielles de la
muqueuse, les terminaux baignant librement dans les lacs
sanguins maternels, et assurent une union intime entre le
chorion d'une part et la caduque utéro-placentaire de l'autre,
entre le placenta fœtal et le placenta maternel.

Sur une coupe, ces villosités présentent à leur centre une
artériole branche de l'artère ombilicale qui se divise à la
superficie de la villosité en de très nombreux et très fins
capillaires. Cette division extrême des capillaires, et leur
situation tout à fait sous l'épithélium des villosités baignant
dans les lacunes maternelles, est nécessaire pour faciliter les
phénomènes d'osmose liquide et gazeuse entre les deux liquides
sanguins, fœtal et maternel, qui, on le sait, ne se mélangent
pas. Les capillaires forment les veinules, puis la veine centrale
qui va porter son sang à la veine ombilicale. Ces vaisseaux

sont plongés dans du tissu muqueux, qui forme la trâme même de la villosité ; l'ensemble est recouvert d'une couche épithéliale (Langhans), dont les cellules cylindriques les plus superficielles forment le syncytium.

On admet classiquement, depuis les recherches de Virchow et les travaux de Cornil et de Ranvier, que la môle est un myxome du placenta, c'est-à-dire une tumeur produite histologiquement par une hypertrophie du tissu muqueux intervasculaire de la villosité, tissu muqueux qui subit ensuite la dégénérescence kystique.

En effet, les examens histologiques des villosités molaires nous montrent, à un premier degré de développement, une masse de tissu muqueux qui a étouffé tous les vaisseaux, artériole, veinule capillaires, enveloppée, coiffée d'une mince couche d'épithélium cylindrique. Plus tard, nous ne trouvons pas davantage de vaisseaux, mais le tissu muqueux s'est liquéfié ; les vésicules ne sont plus qu'une poche formée par l'épithélium rempli d'un liquide riche en mucine et en albumine.

La môle serait donc due à la dégénérescence myxomateuse du mésoderme fœtal. Ce serait ainsi une tumeur conjonctive, végétant sur place, ayant peu de tendance à l'envahissement naissant aux dépens du tissu muqueux de la villosité tout entière et complètement développée.

Voilà l'opinion classique. Combien serait-il téméraire de dire qu'elle satisfait aujourd'hui tous les esprits ! La discussion commence quand il s'agit d'expliquer les rapports, si fréquemment observés entre la môle, tumeur conjonctive, sans tendance à l'envahissement, dégénérescence myxomateuse du *mésoderme fœtal* (N. Bellin), et le déciduome malin, vrai épithélioma développé aux dépens de l'*ectoderme* fœtal, si grave par la généralisation rapide et ses métastases. La querelle entre anatomo-pathologistes est née sur le terrain de la clinique, qui montre si fréquemment, pour ne pas dire tou-

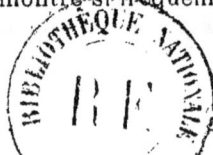

2

jours, le développement du déciduome un temps plus ou moins long après l'expulsion d'une môle, quand l'une et l'autre tumeur ne sont pas contemporaines (Neumann et Schauta). Enfin et surtout, ce sont les recherches de laboratoire qui, donnant des résultats contradictoires, permettent des interprétations différentes et obscurcissent le problème.

Nous citerons simplement pour mémoire un travail de Krebs, dans lequel cet auteur soutient que môle et déciduome sont dus tous deux à la seule prolifération du syncytium, que la prolifération du sous-syncytium, la couche de Langhans n'est que secondaire et accessoire. Nous pensons que ce sont là les lésions présentées par le déciduome, mais non par la môle; que, par suite, les caractères histologiques de la tumeur observée par cet auteur doivent la faire étiqueter môle; notons, cependant, que tous ses caractères cliniques étaient, au contraire, ceux de la tumeur maligne. Mais, pour montrer la difficulté du diagnostic non pas symptomatique et clinique (la chose est aujourd'hui reconnue de tous), mais histologique, nous nous baserons sur les examens de Schauta et les déclarations de Durante (de Paris) au Congrès de Moscou, 1897.

Non seulement Schauta a observé la présence d'éléments cellulaires analogues dans les deux variétés de tumeurs, mais encore il a observé dans sa clinique une évolution intra-utérine de la môle et sa transformation en déciduome.

Veut-on des preuves histologiques plus précises? Durante déclarait au Congrès de Moscou que, dans les pièces examinées l'année précédente dans le service de M. Porak, à la Charité, on avait pu observer deux états histologiques très différents de la môle hydatiforme. « A l'examen d'un premier groupe de môles, microscopiquement caractéristiques, le syncytium ne forme qu'un très mince revêtement autour des vésicules, et ne présente que de rares prolonge-

ments peu volumineux. Les vésicules moyennes et gros-
ses sont nettement formées par la confluence des vésicules plus petites accolées, le revêtement syncytial ayant
disparu au point du contact. C'est donc là un premier
type de môle, la môle classique, en voie de régression sclé-
reuse, clinique où l'élément malin, le syncytium, à tendance
à disparaître. Dans une deuxième variété de môles, à
grains très petits, les villosités étaient entourées d'une couche
syncytiale très épaisse, extraordinairement proliférante,
envoyant des prolongements gigantesques, plus ou moins
largement pédiculés, dont quelques-uns sont assez volumineux
pour être presque visibles à l'œil nu. Ces prolongements sont
uniquement constitués par une masse plasmodiale sans limites
cellulaires et sans membranes d'enveloppe, mais présentant
une infiltration muqueuse au début. Cette môle, par la vitalité
de son syncytium, est éminemment maligne. Dans le cas particulier, la malade ayant rendu des fragments épais de caduque, on trouva des fragments plasmodiaux isolés, ayant
envahi les vaisseaux maternels et se propageant dans leur
lumière sur toute l'épaisseur de cette membrane. »

Comme entre ces deux variétés de coupes histologiques,
ces deux points de départ extrêmes, on trouve tous les intermé-
diaires, pourra-t on encore affirmer désormais l'indépendance
absolue, histologique sinon clinique de la môle et du déciduome, et par suite, quel clinicien pourrait porter un pronostic
bénin en présence de la tumeur bénigne ?

PATHOGÉNIE

Mal étudiée, comme on comprend qu'elle devait l'être forcément avant la découverte du microscope, la môle suscita, de la part des auteurs qui voulaient expliquer sa pathogénie, bien des théories erronées et peu scientifiques. Nous ne les réfuterons pas. On la crut d'abord indépendante de la grossesse, De Graaf, la crut le résultat d'œufs non fécondés.

On l'attribua à la dégénérescence des liquides fécondants, sperme, et sécrétions maternelles, plus tard à la dégénérescence de la caduque. On en fit une maladie de l'œuf, du placenta de l'amnios (Mme Boivin). Nous avons trop insisté sur l'anatomie pathologique et l'histologie de la môle, pour répéter qu'on admet aujourd'hui, depuis Virchow, Cornil, Ranvier, la dégénérescence myxomateuse du placenta avec dégénérescence kystique des villosités choriales. Certains auteurs ont parlé d'altération primitive de la paroi des vaisseaux sanguins ou lymphatiques du chorion, nous savons qu'elle existe, mais secondairement à l'hypertrophie du tissu muqueux. Velpeau, Robin, Cayla n'ont vu que l'*hydropisie* des villosités choriales; sans doute, mais elle est aussi secondaire à la dégénérescence kystique des villosités et peut faire défaut, comme l'a rappelé Durante au Congrès de Moscou. Ercolani pense à une simple prolifération épithéliale, Kehrer à une prolifération épithéliale et conjonctive à la fois. Nous avons dit que, pour nous, le trouble commençait par l'hypertrophie du tissu muqueux, et qu'on observait la prolifération des cellules du syncytium, c'est-à-dire de la couche la plus externe des cellules de revêtement de la villosité choriale. La chose nous semble bien démontrée aujourd'hui.

ÉTIOLOGIE

———

Le chapitre de l'étiologie de la môle vésiculaire doit commencer par un aveu : nous ne savons rien des causes efficientes qui amènent la dégénérescence myxo-kystique des villosités choriales. On a remarqué que sa formation se produisait assez souvent dans certaines circonstances d'âge, de lésions de voisinage particulières, que nous allons passer en revue, en les groupant à plus ou moins juste titre sous l'étiquette de causes prédisposantes.

Disons d'abord que la fréquence de la môle vésiculaire paraît plus grande que ne l'avaient autrefois observé les auteurs. Mme Boivin, par exemple, en a à peine vu un cas sur plus de 20.000 accouchements. Les accoucheurs d'aujourd'hui sont-ils plus attentifs à leurs malades, la môle est-elle en effet plus fréquente ? Nous ne savons, mais sans qu'elle soit chose courante, sans que nous puissions donner des statistiques précises, nous sommes sûrs d'être d'accord avec tous les accoucheurs, en la déclarant beaucoup moins rare que ne le pensait Mme Boivin.

Les causes prédisposantes générales de la môle sont l'âge et la multiparité. Chez certaines femmes, on a pu noter, et Depaul en particulier, à chaque grossesse la production d'une môle vésiculaire. Est-ce prédisposition utérine individuelle ? Pourquoi chez une même femme certaines grossesses se terminent-elles par l'expulsion d'une môle, la grossesse suivante par un accouchement normal. Comment expliquer que, dans une grossesse gemellaire, un seul œuf soit atteint de dégénérescence molaire, l'autre se développant normalement. La réponse à ce pourquoi, à ce comment, est encore aujourd'hui impossible.

On a souvent retrouvé, dans les antécédents génitaux de femmes présentant des grossesses molaires, de l'endométrite chronique, et Virchow a spécialement attiré l'attention sur ce fait. On a noté des lésions génitales voisines ; De Calderini (de Bologne), à la section d'obstétrique au Congrès international de médecine, tenu à Paris du 2 au 9 août 1900, a parlé de la possibilité de relation entre la môle vésiculaire et la dégénérescence kystique des ovaires.

Trois fois sur 5 cas de môle vésiculaire observés, par lui, il a trouvé des lésions de dégénérescence kystique simple des ovaires qui ont nécessité une ovariectomie.

Aussi se demande-t-il s'il n'y a pas une relation étiologique entre la maladie des ovaires et la maladie de l'œuf, par l'intermédiaire de l'épithélium qui l'entoure et dans le follicule dont il sortirait déjà altéré. Comme corollaire, il propose l'ovariectomie, traitement radical de la maladie kystique de l'ovaire, traitement préventif de la récidive de la môle.

En décembre 1897, Keiffer, à la Société belge de gynécologie et d'obstétrique, posait la question de savoir si la môle hydatiforme ne serait pas due parfois à l'influence de certains médicaments absorbés pendant la grossesse.

Cette pathogénie est basée sur l'observation suivante, que nous reproduisons tout au long à cause de l'explication pathogénique qu'elle renferme : « En juin 1897, Keiffer est consulté par une jeune femme primipare à laquelle son médecin avait fait prendre des emménagogues pour un retard de règles, en particulier du salicylate de soude. Des hémorragies suivirent.

On consulte Keiffer, il reconnaît l'existence d'une grossesse qui se termine au sixième mois par l'expulsion d'une môle. L'auteur donne une description macroscopique et microscopique qui ne laisse aucun doute sur la nature de cette masse expulsée. Il vit une corrélation entre l'absorption des médicaments, et l'altération placentaire. Il étudia trois môles dans la suite, et, dans les 3 cas, les malades avaient absorbé des emménagogues pour rappeler une menstruation supprimée : élixir de Garus, viburnum, safran, piscidia, salicylate de soude, autant de médicaments qui agissent sur la circulation utérine. Pour l'auteur, l'absorption serait la cause de l'artérite proliférante qu'il avait constatée dans les vaisseaux du placenta, qui avait par suite entraîné leur oblitération, et la dégénérescence kystique des villosités choriales.

Évidemment nous ne pensons pas que ces causes secondaires, que nous venons de signaler, endométrite chronique, lésions génitales voisines, et en particulier dégénérescence kystique des ovaires, absorption des médicaments emménagogues soient efficientes, qu'on les retrouve toujours dans l'étiologie des grossesses molaires ; et l'aveu que nous faisions au début de ce chapitre, nous le renouvelons ici, mais cependant elles peuvent avoir dans certains cas la valeur de causes adjuvantes, prédisposantes même, et il nous a paru intéressant de les signaler.

SYMPTOMATOLOGIE

Quelle est maintenant la symptomatologie de la môle vésiculaire? Tout le monde sait qu'elle se traduit par trois grands
symptômes de fréquence, sinon de valeur très inégale, et que
très rapidement nous allons passer en revue. On en rencontre, en outre, quelques autres, mis en lumière depuis peu, qui
sont loin d'être constants, ou pathognomoniques, mais qu'il
faut connaître et que nous étudierons. Le premier groupe,
celui des grands symptômes, comprend: les hémorragies, les
modifications de l'utérus, et, en particulier, ses grandes dimensions, rapidement exagérées pour l'âge de la grossesse et
l'expulsion de vésicules. Le deuxième groupe, celui des petits
signes de la môle, comprend: les vomissements incoercibles,
les troubles délirants, l'albuminurie.

Le premier signe qui frappe chez une femme qui a une
môle, et il est le premier parce qu'il est le plus fréquent, le
plus précoce aussi, et surtout le plus dramatique, c'est l'hémorragie. Il n'est cependant pas pathognomonique, puisqu'il peut
faire défaut, quoique bien rarement. On a observé que les cas
dans lesquels une grosssse môlaire n'était pas troublée par
des hémorragies présentaient des dégénérescences simplement partielles du placenta. Quelquefois aussi, c'est le seul
symptôme qui met sur la voie du diagnostic de môle, comme
dans l'observation relatée par Lambinon, dans le *Journal
d'accouch.* (23 août 1896). Quels sont les caractères de cette

hémorragie ? Elle a un début précoce. C'est généralement, dès la fin du deuxième mois, dès le commencement du troisième, qu'elle apparaît. On l'a vue ne se produire que plus tard, jamais à partir du septième mois. Elle se fait brusquement sans aucune raison, alors que la femme a ressenti pendant deux mois les signes subjectifs de sa grossesse, qu'elle est certaine de l'existence de cette dernière et elle n'est pas peu étonnée par cette hémorragie sans cause qu'elle attribue soit à un avortement, soit à un retour de règles accidentellement supprimées. Mais en dehors de la persistance des signes de grossesse, en dehors de l'augmentation rapide du volume de son ventre, ce qui contraste complètement avec l'hypothèse d'un avortement ou d'un retour normal de règles, l'observation seule des caractères de cette hémorragie va bientôt la convaincre qu'aucun changement libérateur ne s'est produit dans son état, qu'il y a seulement une complication nouvelle. Elle peut durer un temps très court pour reparaître fréquemment, elle peut se continuer sans interruption jusqu'à l'expulsion de la môle, et amener ainsi une anémie extrême chez la malade. On en a même vu succomber à ces hémorragies continues et interminables. Mais cependant, le plus souvent, comme le fait remarquer Percy, il y a des alternatives de pertes de sang et de pertes d'eaux ; ou bien l'hémorragie est annoncée, puis suivie par un écoulement aqueux qui, progressivement, devient plus riche en globules rouges, séro-sanguinolent, puis franchement hémorragique. D'autres fois enfin, jamais on n'a du sang pur, la perte se continue avec plus ou moins d'abondance, il ne s'écoule qu'un liquide rosé persistant. Depaul, Pinard et tous les auteurs, aujourd'hui, signalent ces caractères de la perte hémorragique de la môle. On voit, par l'énumération de ces caractères si spéciaux (brusquerie, précocité du début, alternatives de pertes rouges et de pertes claires, retour de plus en plus fréquent), combien l'étude de ces hémorragies va être d'un bon appoint pour le diagnostic de la cause de ces hémorragies des premiers mois de la grossesse.

Quels signes physiques locaux vont accompagner la production de ce premier symptôme. Les modifications de l'utérus sont, elles aussi, bien caractéristiques. Elles portent surtout sur le volume de l'organe. Brusquement aussi, il va prendre des proportions considérables sans aucun rapport avec l'âge de la grossesse.

Au troisième, au quatrième mois, l'utérus atteint en peu de jours les dimensions qu'il a normalement à terme ; et il reste stationnaire ou poursuit encore son développement progressif.

D'autres fois, il présente un arrêt de développement, soit qu'une partie de l'œuf ait déjà été détachée par les pertes liquides, soit qu'un portion de la masse ait été expulsée au dehors.

« L'utérus, dit Mme Boivin, offrait à huit mois, tout au plus le volume qu'il présente d'ordinaire au cinquième. » Leray, déjà en 1822, l'a aussi signalé, et de nos jours Pinard en a observé deux cas.

Enfin, troisième alternative, très rarement le développement de l'utérus se poursuit normalement.

Au palper, les contours du globe utérin, loin d'être à peu près régulièrement arrondis, sont bosselés, marronés, par suite de la pénétration plus ou moins profondes des vésicules dans le muscle utérin.

La consistance est variable : la tumeur est parfois petite, ramassée et dure, douloureuse au toucher, incompressible ; d'autres fois, très volumineuse, mais molle, flasque, dépressible ; rarement enfin, elle avait sa consistance normale. Le ballottement abdominal fait défaut, au palper, comme le ballottement vaginal au toucher du reste ; impossible au palper de distinguer les saillies arrondies et les dépressions que présente d'habitude le fœtus. A l'auscultation, rien de fœtal; après comme avant le quatrième mois, ni battements ni mouvements fœtaux. Seul, un souffle utérin a été perçu par Depaul notamment, et encore faut-il une dégénérescence placentaire peu avancée pour l'entendre. Le toucher, habituellement sans valeur, donne la sensation d'un col mollasse souvent, rarement dur, pas de ballottement vaginal, mais il peut acquérir une importance considérable dans les cas où à travers l'orifice du col forcé, le doigt atteint des vésicules. Nous sommes ainsi conduit à parler du troisième grand signe classique le plus rare, mais le plus important quand il existe, car seul il est pathognomonique de la môle vésiculaire, c'est l'expulsion spontanée des vésicules que nous avons précédemment décrites. Malheureusement, cette expulsion ne précède que de quelques instants, de quelques heures au plus, l'expulsion de la masse entière, ce qui lui enlève presque toute son importance. Si la môle est embryonnée, cas très rare, au lieu des signes négatifs fournis par le palper, du silence intra-utérin révélé par le sthétoscope, on constate les signes habituels du développement intra-utérin du fœtus. Mais il faut pour qu'il continue à suivre et à se développer une dégénérescence partielle, localisée du placenta, chose exceptionnelle et en général la môle vésiculaire expulsée n'est même plus le cercueil du cadavre du fœtus, car à la coupe on trouve rarement trace de cavité amniotique.

A quelle époque se fait l'expulsion ?

Dans les cas heureux, dès les premières semaines de la dégénérescence molaire, entre la fin du deuxième et le sixième mois; dans les cas malheureux, après des douze et des treize mois après la conception, soit en bloc, soit par fragments.

Dans un cas de Giffard, l'élimination a duré une année. Dans ces cas-là, la môle est restée adhérente au tissu utérin (cas de Waldeyer), ou bien développée dans une corne utérine,

dans une trompe, dans l'épaisseur du myomètre (cas de Volkmann), elle n'a pu être expulsée que très tardivement.

Nous n'insisterons pas sur les dangers excessivement mena-
çants de cette expulsion retardée, dangers de septicémie par
putréfaction des fragments retenus, dangers d'hémorragies,
qui par leur répétition ou leur continuité peuvent entraîner la
mort de la femme.

Dans un cas exceptionnel, signalé par Montgoméry, une
môle fut expulsée volumineuse, la grossesse continua son
cours ; à terme un enfant naquit plein de vie, survivant heureux d'une grossesse gémellaire sans doute, qui avait survécu
à son jumeau, étouffé par la dégénérescence molaire de son
œuf et expulsé avec lui. Voilà les signes caractéristiques et
classiques de la môle vésiculaire.

Nous voudrions maintenant signaler des symptômes moins
connus, petits signes de la môle. Ce sont les *vomissements incoercibles*, les *phénomènes délirants* (observation de Tardif :
Annales de Gynécologie, 1895. Obs. de J. Cok), et l'*albuminurie*, qui, dans certains cas, peuvent prendre au point de vue
symptomatique, diagnostique et pronostique une importance
considérable.

C'est des *vomissements incoercibles* que nous allons plus
particulièrement nous occuper. Nous avons sous les yeux une
observation de M. Bué, rapportée à la Société obstétricale
de France en 1897, dans lequel seuls les vomissements incoercibles survenus au cours d'une grossesse, firent porter le diagnostic de môle vésiculaire, et une observation du docteur
Conty, de Vic-sur-Aisne, dans laquelle ces vomissements
furent les symptômes dominants d'une grossesse molaire
méconnue successivement par trois médecins et qui fut découverte seulement à l'autopsie.

Depuis longtemps les accoucheurs avaient été frappés de

la coïncidence fréquente des vomissements avec la môle hyda-
tique.

Déjà, en 1873, dans l'*Union médicale*, M. Tuefferd rapporte un cas de môle considérable avec vomissements fréquents, et même vomissements de sang. De plus, au chapitre
étiologie des vomissents incoercibles, ne voit-on pas parmi les
nombreuses causes invoquées (nombreuses, hélas! parce que
peu absolues !) les maladies du fœtus et de l'œuf ?

En 1889, dans un rapport présenté à l'Académie de médecine, M. Guéniot rapporte l'observation d'une « jeune dame
belge enceinte, d'environ trois mois, atteinte de vomissements
extrêmement graves, faisant craindre à bref délai une issue
funeste, il s'agissait d'une grossesse molaire ainsi que le
démontra l'examen de l'œuf. » M. Budin fit à ce sujet une
communication orale, en 1896, à la Société obstétricale de
France.

En avril 1897, V. Bué rapporte ses deux observations de
grossesse molaire avec vomissements incoercibles, et, peu de
temps après il a l'occasion d'en observer une troisième, absolument semblable au point de vue symptomatique, où la présence de vomissements incoercibles lui dévoile le diagnostic
de môle. Notre maître M. Puech, Lander, ont aussi publié des
cas analogues. Enfin Ouvry, dans sa thèse, décrit parmi les
symptômes généraux de la môle « les vomissements fréquents
prenant souvent le caractère de vomissements incoercibles,
qui forment désormais partie intégrante du tableau clinique
de la môle.

Dans cette thèse on trouve citées des observations analogues de Gérard-Marchand : « Môle vésiculaire du volume du
poing, vomissements incoercibles » Cachexie rapide. Mort. Et
une autre de M. Champetier de Ribes dans laquelle « des vomissements muqueux et alimentaires, quelquefois verdâtres, apparaissent presque dès le début et surviennent plusieurs fois par

jour. » Enfin, nous signalerons l'observation si intéressante de grossesse molaire du docteur Conty, dans laquelle seuls les vomissements incoercibles auraient pu faire porter le diagnostic de môle, au milieu d'une symptomatologie si obscure et qui eurent une si funeste influence sur l'évolution de la maladie, comme on le voit dans son observation. La cachexie rapide qu'ils entraînèrent hâta considérablement le dénouement. Les hémorragies survinrent, mais ne prirent réellement de l'importance que le dernier jour, et il est probable que dans des conditions ordinaires, c'est-à-dire en l'absence de tout vomissement, la malade aurait supporté cette perte de sang sans issue défavorable. Tout au moins aurait-elle conservé un état général suffisant pour qu'on ait pu tenter une intervention. Ce sont donc les vomissements incoercibles qui, cette fois, ont singulièrement hâté, sinon même causé à eux seuls le dénouement fatal.

Or, dans ce cas, il était difficile de conclure à une môle hydatiforme, puisqu'aucun des signes réputés cardinaux et classiques de cette affection n'étaient là pour en éveiller l'idée. Seuls, les vomissements incoercibles, comme dans la dernière observation de M. Bué d'ailleurs, auraient pu mettre sur la voie et faire dépister une affection à laquelle on songe d'autant moins qu'elle est extrêmement rare.

Malheureusement, les praticiens n'étaient pas prévenus que ces vomissements incoercibles étaient un bon signe de présomption de la môle et, à cause de cette ignorance, ils n'opérèrent pas leur malade, d'ailleurs très affaiblie en un mois et qui mourut.

Ces observations tendent donc à prouver qu'il est un point de la séméiologie de la môle hydatiforme, restée dans l'ombre jusqu'à ce jour, qu'il importe de bien mettre désormais en lumière à cause de l'importance considérable que ce symptôme acquiert dans certains cas, c'est la fréquence des vomissements incoercibles.

Les *suites de couches* à la suite de grossesse molaire sont souvent troublées par les accidents infectieux et les hémorragies dues tous deux à la rétention fréquente de fragments parfois de volume très petit ou de villosités.

DIAGNOSTIC

Le diagnostic de la môle vésiculaire n'est pas chose facile. On ne peut l'affirmer que dans un seul cas, lorsque, par le toucher sagacement interprété ou le curettage, on est en présence du seul signe pathognomonique, la *vésicule molaire*. Hors ce cas, la prudence exige qu'on n'affirme jamais ce diagnostic. Mais à côté de ce *seul signe de certitude*, si rarement rencontré, il est des *signes de probabilité* et des *signes de présomption*. Sous la première étiquette, nous grouperons les signes et symptômes cardinaux : hémorragies et modifications de l'utérus. Sous la deuxième, les symptômes, moins fréquents, mais qui peuvent mettre sur la voie du diagnostic un esprit averti et exercé: vomissements incoercibles, phénomènes délirants, albuminurie.

Nous avons vu, en étudiant les hémorragies de la môle, qu'elles se distinguaient des autres hémorragies des premiers mois de la grossesse par des caractères bien tranchés: brusquerie du début, précocité (fin du deuxième, premiers jours du troisième mois, jamais après le septième), alternatives de pertes rouges et de pertes séreuses. L'observation de ces détails dans la manière dont se présente ce grand symptôme des maladies utérines, la métrorragie fera distinguer celle de la môle de celle de l'hémorragie de l'avortement, toujours accompagnée de phénomènes douloureux, du placenta prævia

3

(le ventre n'est pas augmenté de volume, les pertes sont nettement rouges ou nettement claires).

L'hémorragie est continue, sans gravité momentanée, l'utérus est mou en général.

Dans le décollement placentaire prématuré, l'hémorragie interne est grave rapidement et s'accompagne des symptômes généraux classiques. L'utérus est surdistendu, énorme, d'une dureté ligneuse.

Pourrait-on confondre avec une grossesse extra-utérine ? Mais alors, nous n'aurions pas le développement du ventre sur la ligne médiane, son augmentation très rapide de volume et le bon état général qui persiste après l'hémorragie molaire, ne ressemble en rien au coup de couteau que reçoit dans le ventre la femme chez qui une grossesse extra-utérine vient de se rompre.

On le voit, en l'absence du seul signe de certitude, l'expulsion des vésicules, il faut tenir compte de l'association des autres et des caractères sous lesquels ils se présentent. C'est observé *concurremment* avec les *métrorragie* à physionomie assez distincte, somme toute, que le *développement insolite du ventre*, trop considérable ou trop peu accentué, sera un bon élément de diagnostic, si en même temps on observe des *signes négatifs* en poursuivant l'examen physique . *Pas de battements fœtaux* au stéthoscope. *Pas de parties fœtales* au palper.

Ces *signes négatifs*, à partir du quatrième mois, acquièrent une importance capitale lorsque le volume de l'utérus est resté normal (Pinard). Si, avec un ventre normalement développé pour l'âge de la grossesse, on avait une môle embryonnée à fœtus vivant, le diagnostic se ferait sur les autres signes (caractères des métrorragies, expulsion des vésicules), ou même sur ces symptômes, un peu à côté, il faut le reconnaître, mais importants parfois, car ils prouvent, par l'intensité et

la persistance du réflexe qui les produit, une atteinte profonde
de l'organisme et la nécessité de faire des examens complets
et successifs ; nous voulons parler des *phénomènes délirants*,
de l'*albuminurie* et surtout des *vomissements incoercibles*
qui ont permis à M. Bué de porter un diagnostic exact en
présence d'un cas difficile. Observer sérieusement, observer
souvent l'évolution d'une grossesse anormale est le moyen
le plus sûr d'arriver à un diagnostic précis, contrairement à
ce qu'en pensent MM. Ribemont-Dessaignes et Lepage, qui
écrivent dans leur classique *Précis d'obstétrique* cette phrase
timide et décevante : « La môle hydatiforme est une complication de la grossesse qui ne peut pas être diagnostiquée en
raison de la rareté et du peu de symptômes nets auxquels elle
donne lieu. »

PRONOSTIC

Le pronostic de la môle hydatiforme est grave. La mort du fœtus est la règle. On a bien signalé des cas où une dégénérescence partielle du placenta permettant encore les échanges des fœto-maternels, l'enfant naissait à terme bien constitué. C'est là une extrême exception, la mort de l'enfant est la règle.

Pour la mère, le pronostic, moins fatal cependant, est grave aussi. D'après la statistique de Hirtzmann (Thèse de Paris 1874), la mortalité des femmes monterait à plus de 13 pour 100. D'une façon immédiate, la présence d'une môle ne met pas la vie de la femme en danger sans doute, mais la mort peut survenir à tout moment, *avant, pendant, après* l'expulsion.

Pendant la grossesse molaire, la femme peut succomber à des hémorragies répétées ou surabondantes, à la cachexie, amenée par la présence seule de la môle, ou par les vomissements incoercibles, ou par l'albuminurie.

Pendant l'expulsion, une hémorragie profuse externe ou interne peut emporter la malade.

La môle expulsée, l'anémie consécutive aux hémorragies anciennes ou aux hémorragies secondaires, l'infection septuémique due à la rétention et à l'infection de débris de môle, peuvent encore amener la mort. Mais à ces deux agents de mort (anémie, infection) il faut aujourd'hui enjoindre un autre qui guette la malade pendant la première année, parfois quinze mois après sa guérison, pour l'abattre en peu de temps par les métastases et la généralisation. Nous voulons parler du développement possible et de plus en plus fréquent du *déciduome malin*, véritable épée de Damoclès, menaçant la vie de toute femme ayant eu une grossesse molaire. Certains auteurs, Neumann, Ouvry, distinguent une môle bénigne et une môle maligne. Jusqu'à aujourd'hui, il est impossible de les différencier scientifiquement et d'assurer une guérison définitive.

Tôt ou tard, les éléments cellulaires du syncytium, des villosités, peuvent présenter une prolifération atypique, le stroma de la villosité être envahi par des bourgeons syncytiaux qui pénètreront la paroi utérine, formeront des métastases, en un mot le déciduome peut se développer avec ses terrifiantes conséquences.

Une statistisque de Oui porte sur sept grossesses molaires, suivie du développement du déciduome malin. Sur 7 cas' quatre morts de quatre mois à un an après l'expulsion de la môle, deux ont guéri après hystérectomie. La septième a guéri, mais le diagnostic de déciduome reste incertain. Dans une autre statistique, dressée par Pfannestiel, sur trente-huit femmes atteintes de déciduomes malins, vingt avaient eu antérieure mentune grossesse molaire. On voit par là combien le pronostic éloigné de la môle hydatiforme acquiert de gravité.

TRAITEMENT

Autrefois, le traitement de la môle hydatiforme était purement symptomatique. On luttait surtout contre les hémorragies, le seul danger immédiat. Les injections vaginales, chaudes ou froides, le tamponnement même malgré ses grands dangers, furent tour à tour employés.

En présence d'hémorragies graves, on était autorisé à provoquer l'accouchement prématuré ou l'avortement par les moyens ordinaires, surtout à l'aide du ballon de Champetier.

Aujourd'hui le traitement paraît devoir être plus actif.

a) En présence d'une grossesse molaire, que faire *avant, pendant, après* l'expulsion ? *Avant.* On ne s'arrête plus au laudanum dont l'action est nulle, à l'ergot de seigle aussi impuissant à arrêter cette hémorragie que dangereuse au point de vue de la rétention possible de la môle ou de ses fragments.

Les injections chaudes peuvent arrêter momentanément une hémorragie, mais deviennent insuffisantes pour peu qu'elle soit persistante.

Quant au tamponnement vaginal, non seulement il a peu d'action, mais on sait, aujourd'hui, combien il est dangereux à cause de la fausse sécurité qu'il donne à l'accoucheur, et c'est à juste titre qu'il est à peu près complètement abandonné aujourd'hui. La première indication, dès que le diagnostic de môle est posé, c'est *débarrasser l'utérus de son contenu.* C'est le seul traitement prophylactique des accidents qu'il entraîne : hémorragies , vomissements , envahissement du muscle utérin avec la rupture utérine pour suite possible immédiate, le déciduome pour suite éloignée.

Pour vider l'utérus, se servir soit des moyens ordinaires : sonde, ballon de Tarnier, ballon de Champetier, ou faire d'emblée le curettage, avec prudence, comme le conseille Ouvry dan sa thèse.

Au cours de ce curettage, si la paroi utérine est saine, il ne faut pas croire, dit-il, au danger d'une perforation utérine. Au reste, si une perforation survient, c'est plutôt une bonne chose, elle indique l'infiltration de l'utérus et force le chirurgien à faire l'hystérectomie immédiate.

b) *Pendant* l'expulsion spontanée d'une môle, les uns, avec Ouvry, terminent par la curette, se tenant prêts pour l'hystérectomie en cas de perforation utérine ; les autres recommandent de ne se livrer à aucune traction, soit manuelle, soit instrumentale, sur la partie engagée, de peur de déchirer ce tissu friable et de favoriser la rétention intra-utérine de fragments.

Il va sans dire que cette dernière conduite est conseillée par la prudence, à la campagne, par exemple, loin de tout milieu hospitalier. Mais à l'hôpital nous n'hésiterons pas, avec Ouvry, à terminer l'expulsion à la curette, la malade sur la table d'opération et à portée de notre main, l'arsenal complet préparé pour l'hystérectomie.

c) Enfin quelle conduite tenir, *après l'expulsion* d'une môle sans accidents ? *Surveiller les suites de couches.* Pour peu qu'il y ait un débris retenu dans la cavité utérine, c'est l'hémorragie secondaire, c'est l'infection qui guette la malade à la moindre alerte (pouls, température), recourir à la campagne, aux injections antiseptiques intra-utérines chaudes contre l'hémorragie ; à l'injection continue contre la septicémie; à l'hôpital au curettage. Puis surveiller avec soin la malade, en se proposant d'intervenir à la moindre alerte, mais si l'état général s'aggrave ne pas s'attacher alors à ces moyens palliatifs. Cet utérus qui menace la vie de la femme, par ses hémorragies et son infection, risque d'être envahi par le déciduome, qui est la cause déjà peut-être des troubles observés.

Dans ce cas, ne pas hésiter : un seul moyen s'offre à nous d'essayer de sauver la malade : c'est *l'hystérectomie totale*, vaginale ou abdominale. Trop heureux si notre opération enlève la tumeur maligne avant qu'elle ait envahi l'organisme par généralisation ou par des métastases, ou si simplement nous avons osé agir avant qu'hémorragie ou infection n'aient mis la malade dans l'impossibilité de faire les frais de son opération.

Pour être complet, disons un mot du traitement des *petits signes* des grossesses molaires dont l'intensité et la persistance constituent parfois une décevante complication.

L'albuminurie est ici, comme toujours, justiciable du régime lacté, les phénomènes délirants du bromure de potassium ou du chloral.

Enfin, les vomissements incoercibles par l'état lamentable de souffrance et de cachexie dans lequel ils jettent la malade, qu'ils mènent d'ailleurs souvent au tombeau, ont été de tout temps combattus par les accoucheurs.

Sans nous arrêter aux petits moyens si généralement inefficaces et dangereux parce que leur emploi fait perdre du temps à l'accoucheur, des forces à la malade, nous en viendrons de suite aux méthodes d'avortement artificiel récemment préconisées.

Notre maître, M. le professeur Puech, a publié dans les *Annales de gynécologie*, en août 1895, un procédé qui n'est pas classique, mais auquel il a dû un succès. C'est après dilatation du col l'extraction de l'œuf entier en une séance *par le curettage*. Ce procédé a aussi été employé par quelques auteurs, Fritsch (de Breslau), Vinay, Doléris, Rœther, Mouchet, Roland, Bué, lui doivent des succès. C'est une opération rapide, de là son indication dans les cas où il faut agir vite, qui n'exige pas plus de dix à vingt minutes entre la dilatation du col et le curettage. Elle est efficace, absolument inoffensive et permet enfin de réaliser l'épargne du sang, chose si importante chez les anémiées et les cachectiques que sont les femmes atteintes de grossesses molaires, qui vomissent.

M. Bonnefin, dans la *France médicale* de septembre 1895, publie quatre observations de vomissements incoercibles traités par la *faradisation des nerfs pneumogastriques*. On n'aurait plus désormais à pratiquer l'accouchement prématuré pour sauver la mère en sacrifiant l'enfant. Cette raison bonne dans le traitement des vomissements incoercibles de grossesse normale ne présente aucun intérêt pour nous, qui étudions la grossesse molaire.

De plus, de l'aveu même de M. Bonnefin, cette méthode exige non seulement une installation spéciale, mais encore une grande sûreté de main, « sans quoi, son application peut déterminer les accidents les plus graves. »

Nous préférons de beaucoup le curettage comme méthode d'avortement artificiel, pour lequel il n'est besoin à l'accoucheur que d'une curette et de sang-froid, sa qualité première, et le premier de ses devoirs.

CONCLUSIONS

1° La cause efficiente de la dégénérescence molaire est inconnue. Parmi les causes prédisposantes, l'endométrite chronique, la dégénérescence kystique des ovaires, d'une part, l'absorption d'emménagogues de l'autre, ont été signalées.

2° Les rapports anatomo-pathologiques entre la môle et le déciduome malin ne sont pas à l'heure qu'il est rigoureusement établis.

3° En clinique, très fréquemment, on voit se développer un déciduome malin dans l'utérus qui a expulsé ou qui contient une môle.

4° A côté des trois grands symptômes cardinaux, hémorragies et pertes d'eaux, modifications de l'utérus, expulsion de vésicules, on a noté de petits signes de la grossesse môlaire, phénomènes délirants albuminurie et surtout vomissements incoercibles qui ont mis dans certains cas sur la voie du diagnostic.

5° La menace du déciduome s'ajoute aux hémorragies et à l'infection pour aggraver considérablement le pronostic de toute grossesse molaire.

6° Au point de vue traitement, on est aujourd'hui sous le couvert de l'antisepsie plus interventionniste qu'autrefois.

a) Dès le diagnostic posé de môle, débarrasser l'utérus de son contenu.

b) Pendant l'expulsion, laisser faire en milieu septique ; s'aider de la curette à l'hôpital, être prêt pour l'hystérectomie.

c) Après l'expulsion, surveiller la malade et, au premier signe de tumeur utérine, l'hystérectomiser.

d) Contre les vomissements incoercibles on a proposé la faradisation des pneumogastriques, méthode délicate et dangereuse ; comme il est inutile de ménager le contenu de l'utérus, une excellente méthode d'avortement provoqué est le curettage après dilatation du col, procédé efficace, rapide, inoffensif et ne faisant perdre à la malade déjà affaiblie qu'une très minime quantité de sang.

OBSERVATIONS

Observation I

(INÉDITE)

(Due à l'obligeance de M. le professeur agrégé Puech).

Mme A..., vingt-sept ans, domiciliée à S.., près Montpellier.

Pas d'antécédents, ni héréditaires ni personnels pathologiques.

Antécédents génitaux. — Réglée à treize ans, depuis lors menstruation très régulière, durant de quatre à cinq jours, peu abondante. Dans l'intervalle des règles, de temps en temps, quelques pertes blanches. Mariée le 13 septembre 1899, peu après signes de grossesse. En décembre, le 27, avortement de deux mois et demi sans incident, s'est remise très vite.

Le 22 mars 1900, les règles se montrent pour la dernière fois ; fin avril, vomissements assez intenses ; fin juin, la femme s'aperçoit qu'elle tache son linge en rouge, au troisième mois. Mais cette perte est de faible abondance, de courte durée et disparaît spontanément.

Le 22 juillet, nouvelle perte, cette fois assez forte mais ne s'accompagnant pas de douleurs, et pour laquelle on consulte

le docteur C. par crainte d'un avortement. Le docteur pratique l'exploration de l'utérus, ne constate aucune modifica-
tion du côté du col, mais engage la malade à garder le repos
au lit. Elle y reste trois jours. A son lever, elle est frappée
par l'augmentation rapide du volume de son ventre qui s'est
opérée dans ce court laps de temps.

Depuis cette époque, la malade n'a presque pas cessé de
perdre en rouge, à peine restait-elle vingt-quatre ou quarante-
huit heures sans voir du sang.

Après le 15 août, à plusieurs reprises, pertes « *comme de
l'eau* », alternant avec les pertes, rouges. L'état général s'est
cependant maintenu tout le temps assez bon.

Le 25 septembre, au soir, la malade éprouve quelques douleurs dans le ventre, et ces douleurs s'accentuant dans la nuit,
elle fait appeler la sage-femme le 26 au matin : celle-ci constate que le fond de l'utérus (on est au sixième mois de la grossesse) *est à quatre travers de doigts au-dessus de l'ombilic*,
ce qui ne laisse pas de la surprendre étant donné l'âge de la
grossesse et les constatations faites moins de huit jours aupa-
ravant (*le fond de l'utérus*, à cette époque, *dépassait à peine
le fond de l'ombilic*). La malade a des douleurs, perd de plus
en plus de sang. Le docteur, appelé, constate l'abondance de
la perte sanguine, touche le col qui est dilaté *comme quarante
sous*, sent au-dessus une masse molle qui lui semble être
le placenta et pratique un tamponnement vaginal avec de
l'ouate hygroscopique et mande M. le professeur Puech. Une
demi-heure après la mise en place de tampon, la femme est
prise de douleurs violentes avec besoins de pousser, et au
milieu de ses efforts expulse le tampon d'abord, puis une
masse, constituée par le placenta dégénéré. L'exploration
immédiate de la cavité vaginale montre que celle-ci est rem-
plie par une masse gélatineuse par « un raisin », qu'on extrait
fragment par fragment. A ce moment, M. Puech trouve

l'hémorragie arrêtée, mais le pouls est à 144, la femme pâle. Cependant, il n'existe pas de phénomènes généraux alarmants.

En pratiquant l'exploration de l'utérus, M. Puech trouve engagés dans le canal cervico-utérin des débris de placenta dégénéré, à l'extraction desquels il procède. Continuant son exploration, il constate :

1° Que la surface interne de l'utérus est tapissée par une série de granulations assez fines ;

2° Que sa paroi présente une consistance qui paraît plus considérable que celle offerte par un utérus bien rétracté.

Abondant lavage au phénosalyl.

Suites de couches apyrétiques : Le troisième jour, montée de lait très abondante ;

Lever le huitième jour. Premières règles le 6 novembre, d'une durée de deux jours.

13 novembre. — Bon état général. Utérus petit en antiflexion légère, culs-de-sac souples. Se plaint seulement de douleurs dans les reins.

La masse en partie expulsée spontanément, en partie extraite, a été pesée. Son poids est de 1.175 grammes ; c'est une môle hydatiforme constituée par une série de vésicules dont les dimensions variaient depuis celles d'une tête d'épingle à celles d'un grain de raisin. Ces vésicules sont remplies par un liquide séreux clair. Nulle part nous n'avons pu trouver de débris de caduque ni de débris amniotiques. Il s'agit donc d'une môle pleine.

On retrouve dans cette observation le tableau classique de la môle hydatiforme avec ses symptômes cardinaux.

Observation II

(INÉDITE)

(Envoyée à M. le professeur Puech, par M. le docteur Rivemale, de
Montbazens (Aveyron) et due à l'obligeance de M. Puech.)

Il s'agit également d'une dégénérescence molaire. Sur la
pièce envoyée on voit des vésicules plus ou moins affaissées.

La malade, âgée de trente et un ans, a perdu son père de
tuberculose pulmonaire. Réglée à quinze ans, mariée à vingt,
elle a eu cinq grossesses normales.

Depuis seize mois, les règles étaient un peu plus abondantes
et avançaient toujours un peu lorsque à partir de juillet 1900,
elles furent supprimées et la femme eut tous les signes d'une
grossesse.

En décembre 1900, des pertes rouges abondantes surviennent durant deux jours; elles s'arrêtent, puis reviennent, si
bien que depuis janvier 1901 elles sont quotidiennes; en même
temps le ventre est devenu volumineux et le fond de l'utérus
a atteint l'ombilic.

Le 24 mars, dans la nuit, la femme est prise d'hémorragie
assez forte, accompagnée de douleurs, et elle expulse un placenta ayant subi la dégénérescence hydatiforme.

On pratique des lavages et actuellement la femme est en
bon état.

Observation III

(INÉDITE)

(Communiquée aussi par M. le professeur Puech)

Intéressante parce qu'elle présente un exemple des suites éloignées de la grossesse molaire. On connaît les rapports cliniques qui existent entre la môle et
les déciduomes malins.

Mme L..., trente ans, ménagère, entre le 13 mars 1901, à
la clinique gynécologique de la maternité pour métrorragies.

Rien à signaler dans les antécédents généraux ; au point de vue génital, elle a été réglée à seize ans. Durée : trois jours. Règles abondantes et rouges. Jamais d'absences. Jamais de pertes blanches, sauf parfois la veille des règles. Mariée il y a six ans, première grossesse normale. Deuxième grossesse, débute fin mars 1900, se termine en septembre par une fausse couche de six mois. Cette grossesse molaire est l'origine de la maladie actuelle.

Maladie actuelle. — Débute en juin 1900, au troisième mois de la grossesse, pertes continues; pas un jour ne se passe pas sans métrorragies légères, puis plus abondantes. Pâleur et anémie croissante, affaiblissement.

En septembre 1900, au sixième mois de la grossesse, trois mois après le début de ces métrorragies incessantes, « après s'être mouillée la veille aux vendanges, dit-elle », la malade est prise des douleurs de l'enfantement. L'hémorragie légère se continue pendant tout le travail et, au bout de huit heures, elle accouche par fragments gros comme le poing d'une masse formée de graisse et de sang caillé, de morceaux jaunes, blanchâtres, mal définis, dont l'ensemble présente un volume plus petit que le corps d'un fœtus à terme. Le tout a été expulsé en une heure.

Arrêt des douleurs et de l'hémorragie. Le lendemain, le docteur porte le diagnostic de môle.

Mais bientôt les métrorragies reparaissent, durant deux, trois, quatre jours, sans caillots, puis des douleurs se déclarent dans le bas-ventre, le côté droit, irradiées dans les reins, durent une demi-journée, un caillot est expulsé et le bien-être revient, douleurs et hémorragies disparaissent pour revenir quelques jours après.

Le 12 mars, à midi et demi, sans raison, hémorragie très abondante, la malade perd près d'un litre de sang, dit-elle, en une heure. Immédiatement, elle se tamponne, l'hémorra-

gie cesse mais de vives douleurs apparaissent au bas-ventre,
à droite, dans les reins, dans la cuisse. Le lendemain,
13 mars, elle entre à la Maternité, salle de gynécologie.

Examen direct. — Femme pâle, très anémiée, état général
mauvais, teint jauni, pouls rapide : le soir, la température
atteint 38°, ventre un peu gros. Au toucher, col assez gros,
avec cicatrice à gauche, un peu ouvert. Le cathéter s'y en-
fonce librement de 12 centimètres et demi mais on sent des
ressauts. Le corps est en latéro-version droite.

Le diagnostic porté est celui de *tumeur maligne d'origine
placentaire.* On dilate le col à la laminaire, et, quatre jours
après, on peut sentir avec le doigt de petites masses adhé-
rentes au fond de l'utérus. Avec la curette on en enlève une
portion qui ressemble à un fragment de placenta sclérosé ; le
cathétérisme donne ce jour-là 14 centimètres.

L'examen histologique de la portion enlevée montre
qu'il s'agit de sarcome. L'ablation de l'utérus est donc indi-
quée, mais l'état général est si mauvais qu'on s'applique
d'abord à remonter les forces de la malade, peu à peu la fiè-
vre tombe, les forces reviennent, le pouls de 130-120° tombe
à 100°, mais à deux reprises tout est compromis par une hémorragie formidable qui met la malade à deux doigts de sa
perte. Le 24 avril, M. Puech pratique l'hystérectomie vaginale sans perte de sang. La malade va bien actuellement
(juillet 1891).

L'utérus enlevé est augmenté de volume ; sur son fond,
on trouve une tumeur constituée à sa partie inférieure par
une série de languettes ; à sa base, on voit un chevelu de
vaisseaux pénétrer la paroi utérine. Bien que nous ne connais-
sions pas le résultat de l'examen anatomo-pathologique, nous
pensons, nous appuyant sur la clinique, à la présence chez
cette malade ayant eu une grossesse molaire d'une tumeur

4

maligne consécutive, que nous pouvons cliniquement appeler déciduome malin.

Observation IV

(Due à l'obligeance de Mlle Bazin, sage-femme en chef de la Maternité.)

Mme A., trente-huit ans.

Rien à signaler dans les antécédents héréditaires et personnels généraux que des manifestations multiples d'arthritisme : obésité, eczéma, urticaire.

Au point de vue génital, les règles sont apparues à douze ans, durant trois, quatre jours, rouges, assez abondantes. Depuis le mariage, elles sont de plus courte durée et cessent en deux jours.

Mariée, il y a huit ans, elle a eu quatre grossesses successives.

La première, en décembre 1894, se termina par la naissance d'un enfant à terme, mort au cours du travail. C'était une présentation du siège mode des fesses, la mort survint pendant le dégagement de la tête.

La deuxième grossesse, survenue un an et demi après, est celle qui nous intéresse, car elle se termine par l'expulsion d'une môle vésiculaire au sixième mois.

Les dernières règles datent du 15 juin 1896. Les premiers mois furent marqués par des vomissements alimentaires et bilieux très fréquents, mais sans atteinte grave de l'état général.

Le 8 septembre, à la fin du deuxième mois, première hémorragie, et depuis lors la malade perd sans cesse, alternativement en rouge et en foncé, car dans l'intervalle des métrorragies proprement dites, les pertes ne furent jamais claires, séreuses, toujours du sang y était mêlé, donnant au liquide toute une gamme de coloration, du rouge foncé à la teinte chocolat et même à la teinte noire. Quelques jours après, c'est-à-dire au commencement du troisième mois, le fond de l'utérus atteint l'ombilic et se trouve dans l'hypochondre gauche.

Le 18 septembre, expulsion de quelques vésicules caractéristiques de la dégénérescence môlaire, et le 20, à quatre heures du matin, au milieu d'une hémorragie formidable entraînant plusieurs syncopes, expulsion d'une môle d'un volume plus grand que celui d'une tête de fœtue à terme.

Suite de couches absolument normales. On était en septembre 1896, aujourd'hui la malade est en parfaite santé.

Il nous paraît intéressant d'ajouter qu'en décembre 1898, il y eut une troisième grossesse qui se termina au huitième mois par la naissance d'un enfant mort, et présentant sur tout le corps et les membres en particulier, une éruption de vésicules arrondies, assez confluentes, ayant à leur base la dimension d'une pièce de 0,50 cent. et contenant un liquide clair.

Pendant les suites de couches, normales d'ailleurs, la mère présenta une éruption semblable qui disparut spontanément laissant après elle sur le tégument des taches noirâtres qui ont persisté plusieurs mois.

Enfin, en décembre 1900, quatrième accouchement à terme d'un gros garçon qui fut nourri par la mère. Aujourd'hui, ils sont tous deux en parfaite santé.

INDEX BIBLIOGRAPHIQUE

A URÉGAN. — L'hydrorrhée déciduale (Thèse Paris, 1897-98).

BACON. — A case of deciduoma malignum (The american journal of Obstetries, mai 1895).

BELLIN (N.). — Contribution à l'étude des rapports de la môle hydatiforme et du déciduome malin (Thèse, Paris, 1896).

BONNEFIN. — Vomissements incoercibles traités par la faradisation des nerfs pneumogastriques (France médicale, 20 septembre 1895).

BUÉ. — 1897,

CALDERINI (de Bologne). — Possibilité de relations entre la môle vésiculaire et la dégénérescense kystique des ovaires (XIIIᵉ congrès international de médecine à Paris, 2 août 1900 ; compte rendu des séances de la section d'obstétrique).

COCK (J.). — A case of deciduoma malignum with an auount of the post mortem examination and microscopic appearances (The Brit. med. Journal, dei 26 1896, p. 1819).

DÉLORE (de Lyon). — Congrès de l'Association française pour l'avancement des sciences (Boulogne, 14-21 septembre 1899, compte-rendu).

DOMOND (D.). — Thèse, Paris, 1898, n° 639. Rapport de la grossesse môlaire avec les vomissements incoercibles.

DURANTE (G.) (de Paris). — Contribution à l'étude de la môle hydatiforme (XIIᵉ congrès international de médecine, tenu à Moscou, 19-26 août 1897, section de chirurgie).

FOCHIER et FABRE. — Endométrite déciduale à diplocoques (Congrès de la Société obstétricale de France, 7ᵐᵉ session tenue à Paris du 6 au 9 avril 1899, in Journal d'obstétrique, 4ᵐᵉ année, n° 3).

Frænkel. — Das von dem Epithel der Chorionzotten Ausgehende Car-
cinom des Uterus, nach Blasemole (Arch. f. Gyn. XLVIII).

Fraktiné. — Mola hydatidosa destruens (Wratsch. 1897, n° 12).

Gottschalk. — Ueber das Sarcoma chorio-deciduo cellulare Deciduoma malignum (Berliner K i..ische Wochenseh, 1893).

Hartmann et Toupet. — Annales de gynécologie et obstétrique,
1894.

Jagot. — Observation de môle hydatiforme diagnostiquée (Annales de
gynécologie, septembre 1895, p. 199).

Jagot. — Observation de môle hydatiforme diagnostiquée (Annales de
gynécologie, septembre 1895).

Jeannel. — Du déciduome malin (Archives médicales de Toulouse,
1895).

Katnitz. — Ueber chorio. deciduale tumoren malignen Characters
(Deutsch med. Wochenschr., mai 1893).

Keiffer. — Recherches cliniques et anatomo-pathologiques sur la
môle hydatiforme (Société belge de gynécologie et d'obstétrique, séance du 4 décembre 1897).

Klein. — Ein Fall von Deciduo. Sarcoma uteri giganta cellulare Bei-
trag zur Lehre der malignen decidualen Geschwülste (Arch.
f. Gyn XLVII).

Krebs. — Contributions à l'étude histologique et clinique du chorio-
épithéliome malin.

Kuffenheim. — Ein fall von Sarcoma-deciduo (Cellulare Centralblatt
f. Gyn., août 1895).

Lambimon. — Note sur un cas de grossesse môlaire. Expulsion d'une
môle charnue en bloc (Journ. d'Acc., 23 août 1896).

Löhlein. — Sarcoma deciduo-cellulare nach vorausgegangenem My-
xoma charii (Centr. f. Gyn. 1893 et 1894).

Maier. — Ueber Geschwulstbildung mit dem Baue des Deciduage
webes (Virchow's Arch. LXVIII).

Marchand. — Ueber die sogenannten « decidualen » Geschewülste un
Antchluss an normale Geburt, Alevrt, Blasemnole und Ex-
trauterins chwangerschaft (Monat. f. Geb. und Gyn., 1895).

Marchesi. — Sur le chorio-épithéliome et les relations anatomiques
et cliniques avec la môle vésiculaire (Annali di ostetrica et
gynecalogia, anno XXII, n°s 1 et 2).

Menge. — Ueber Deciduo-Sarcoma Uteri (Zeibsch. f. Geb. med. Gyn.
XXX).

Neumann. — Contribution à l'étude de la môle hydatiforme et du déciduome malin (*in* Monattschr. Geb., juillet 1897).

Nikiforoff. — Des déciduomes malins (Archives russes de pathologie, de médecine clinique et de bactériologie, 1896).

Ouvry. — Thèse de Paris, 1899.

Paviot. — Un cas de déciduome malin, avec noyaux métastatiques multiples (Ann. de gyn. et d'obst., XLI).

Pfeiffer. — Ueber eine eigenartige Geschwulstform des Uterus fun dus. Deciduoma malignum (Prager med. Wochentch, 1890).

Puech. — Une observation de vomissements incoercibles. Du curettage comme moyen d'avortement artificiel (Annales de gynécologie, août 1895, p. 94).

Saedger. — Ueber Sarcoma uteri deciduo. Cellulare und audere deciduale Geschwülste (Arch. f. Gyn. LXIV).

Schauta. — Un cas de môle hydatiforme avec métastases (Centralblat für gynecologie, 1897, n° 2, p. 53).

Tardif. — Trois cas de môle hydatiforme (Annales de gynécologie, 1895).

Tannen. — Ein Fall von Sarcoma uteri deciduo cellulare (Archiv. f. Gyn. XLIX).

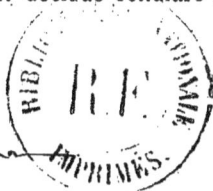

167

www.ingramcontent.com/pod-product-compliance
Lightning Source LLC
Chambersburg PA
CBHW050532210326
41520CB00012B/2540